Stoffwechsel beschleunigen

Wie Sie in kurzer Zeit intuitiv abnehmen und dauerhaft dünn bleiben

Fett verbrennen! Nicht Zucker!

Tom Wi

1. Auflage

ISBN: 1986523373
ISBN-13: 9781986523370

INHALT

KAPITEL 1
EINLEITUNG

Haben Sie sich schon einmal überlegt, warum manche Menschen scheinbar essen können, was sie wollen und trotzdem beneidenswert schlank sind, während andere ein Stück Torte sprichwörtlich nur ansehen müssen, und schon haben sie ein paar Pfund mehr auf den Rippen?

Grund dafür ist, dass nicht alle Menschen einen gleich ablaufenden Stoffwechsel haben. Es gibt die sogenannten „guten Essensverwerter", diese beneidenswerten Zeitgenossen, die offenbar alles und zu jeder Zeit essen können, aber trotzdem nicht zunehmen. Bei anderen hingegen läuft der

Stoffwechsel eher träge.

Ein guter und flotter Stoffwechsel ist in vielerlei Hinsicht wichtig. Er verhindert Übergewicht, sorgt dafür, dass der Körper rasch entschlackt und entgiftet wird, verhindert somit Krankheiten und trägt deutlich zu einem verbesserten Wohlbefinden bei.

Auch wenn uns ein schneller oder weniger schneller Stoffwechsel genetisch bedingt sozusagen in die Wiege gelegt wird, können wir doch eine ganze Menge dafür tun, um ihn zu beschleunigen, lästige Pfunde loszuwerden und ein gesundes aktives Leben zu führen. Wie das geht – dieses Buch erklärt es Ihnen.

KAPITEL 2
WIE FUNKTIONIERT UNSER STOFFWECHSEL?

Ohne Stoffwechsel wären wir nicht lebensfähig. Der Stoffwechsel – oder Metabolismus – sorgt dafür, dass die Nährstoffe, die wir mit der Nahrung aufnehmen, verwandelt werden und am Ende in den Organen ankommen, in denen sie gebraucht werden.

Der Stoffwechsel sorgt ebenfalls dafür, dass Abfallprodukte aus dem Körper ausgeschieden werden.

Und so funktioniert – in kurzen Worten erklärt – der Stoffwechsel der drei wichtigsten Nährstoffe.

Kohlenhydratstoffwechsel

Kohlenhydrate kommen in unserer Nahrung meist in komplexer Form – also als Vielfachzucker oder Polysaccharide vor. Beispiele für Nahrungsmittel mit komplexen Kohlenhydraten sind Brot, Kartoffeln, Reis und Pasta. Im Prozess der Verdauung werden diese in Einfachzucker bzw. Monosaccharide, vor allem Glukose und Fruktose aufgespalten. Diese Einfachzucker gelangen über das Blut in die Zellen, und dort findet dann der eigentliche Stoffwechselprozess statt. Aus den Monosacchariden gewinnt der Körper Energie.

Fettstoffwechsel

Fett ist unser wichtigster Energiespeicher. Beim Fettstoffwechsel werden die Nahrungsfette im Verdauungstrakt zerlegt – beginnend bereits im Magen, weiter im Darm. Überschüssige Fette werden in den Fettzellen für „magere Zeiten“ gespeichert.

Eiweißstoffwechsel

Bei der Verdauung von Eiweiß werden Eiweiße bzw. Proteine in Aminosäuren aufgespalten. Diese werden mit dem Blut in die Zellen transportiert. Dort dienen sie nicht nur zur Gewinnung von Energie, sondern ebenfalls zur Bildung von Enzymen und Hormonen sowie zum Aufbau von Muskeln.

Kataboler und anaboler Stoffwechsel

Beim menschlichen Stoffwechsel oder auch Metabolismus unterscheiden wir zwischen zwei Phasen - dem katabolen und dem anabolen Stoffwechsel.

Katabolismus

Als Katabolismus wird der Abbau der Stoffwechselprodukte von komplexen zu einfachen Substanzen bezeichnet. Ziel des katabolen Stoffwechsels ist die Gewinnung von Energie für jede einzelne Zelle unseres Körpers. Ein Beispiel dafür ist

– wie weiter oben bereits erwähnt die Aufspaltung von komplexen zu einfachen Kohlenhydraten.

Anabolismus

Unter anabolem Stoffwechsel verstehen wir den Aufbau von Substanzen. Um beim Beispiel der Kohlenhydrate zu bleiben: Ein Teil der Einfachzucker, die zunächst über den katabolen Stoffwechsel mit dem Blut in die Zellen gelangt, wird anschließend in den Muskelzellen und der Leber wieder zu Vielfachzuckern umgewandelt und gespeichert. Dies dient zum Aufbau von Muskelmasse.

KAPITEL 3
DIE 3 VERSCHIEDENEN STOFFWECHSEL-TYPEN

Wir unterscheiden zwischen 3 Stoffwechsel-Typen – dem mesomorphen, dem ektomorphen und dem endomorphen.

Woran Sie diese erkennen und wodurch Sie sich unterscheiden, erfahren Sie im Folgenden.

Der mesomorphe Typ

Der mesomorphe Typ hat eine sportliche athletische Figur und verfügt über gute Muskeln. Dieser Typ baut schnell Muskeln auf, sein Anteil an

Körperfett ist eher gering. Meist sind mesomorphe Typen fit und sportlich, haben eine gesunde Haut, volles Haar und markante Gesichtszüge.

Der mesomorphe Typ verstoffwechselt weder besonders schnell noch besonders langsam, sondern sozusagen „normal“. Er neigt nicht zu Übergewicht, kann jedoch selbstverständlich zunehmen, wenn er sich dauerhaft zu viele Kalorien zuführt.

Der ektomorphe Typ

Der ektomorphe Stoffwechseltyp ist meist groß mit langen Armen und Beinen und hat eine schmale Figur. Sein Haar ist meist eher dünn, aber nicht immer. Nur schwer baut er Muskeln auf – er setzt allerdings auch kaum Fett an.

Der ektomorphe Typ verstoffwechselt sehr schnell, er verbrennt überdurchschnittlich viele Kalorien. Er kann offenbar ständig essen, ohne dick zu werden. Sein Stoffwechsel arbeitet schnell und ist immer auf Hochtouren. Aufgrund seiner langen

Gliedmaßen kann er beim Laufen sehr erfolgreich sein. Dieser Typ muss nie Angst haben, übergewichtig zu werden, dafür kann er jedoch auch kaum Muskelmasse aufbauen.

Der endomorphe Typ

Der endomorphe Typ ist klein, gedrungen und hat kurze Arme und Beine. Er neigt zu Übergewicht. Oft hat er fettige Haut und meist eher dünne Haare. Sein gesamtes Erscheinungsbild ist rund und weich.

Der endomorphe Typ verstoffwechselt deutlich langsamer als die beiden anderen Typen. Er verbrennt die aufgenommenen Kalorien nur langsam und nimmt schnell zu. Allerdings ist er auch in der Lage, schnell und effektiv Muskeln aufzubauen. Dieser Typ muss immer „aufpassen“, dass er nicht zu viele Kalorien aufnimmt bzw. diese schnell wieder abtrainiert, dafür wird er aber auch nie schwach oder mager wirken.

Sie haben keinen Einfluss darauf, was für ein

Stoffwechsel-Typ Sie sind. Die Typen werden vererbt. Dennoch – sollten Sie zu den „Langsam-Verbrennern“ gehören – können auch Sie einiges dafür tun, Ihren Stoffwechsel zu beschleunigen.

Eine wesentliche Rolle spielt auch das Alter. Ab ca. dem vierzigsten Lebensjahr verlangsamt sich unser Stoffwechsel – und zwar gilt hier die Faustregel alle zehn Jahre um etwa fünf Prozent. Dies ist auch einer der Gründe, warum es mit zunehmendem Alter immer schwerer fällt, Gewicht zu reduzieren.

KAPITEL 4
ANZEICHEN FÜR EINEN GESUNDEN SCHNELLEN STOFFWECHSEL

- Ein gesunder Stoffwechsel hat zahlreiche Vorteile, diese sind im Wesentlichen:

- Wer einen gesunden Stoffwechsel hat, nimmt leichter und schneller ab.

- Ein schneller Stoffwechsel verhindert eine Einlagerung von Giften und Schlacken.

- Mit einem gesunden Stoffwechsel wird die Fettverbrennung angekurbelt.

- Bedingt durch die vorigen Punkte führt ein beschleunigter Stoffwechsel also zu Gewichtsreduktion, Vermeidung von Krankheiten und einem allgemein erhöhten Wohlbefinden.

Ob Ihr Stoffwechsel gut funktioniert oder ob Sie ihn beschleunigen sollten, erfahren Sie bei der Beantwortung der folgenden Fragen:

Nehmen Sie schnell zu?

Ein Anzeichen für einen fleißig arbeitenden Stoffwechsel ist, dass man trotz gelegentlicher „Sünden" nicht zunimmt. Grund ist, dass bei einem guten Stoffwechsel mögliche überschüssige Energien direkt an die Muskeln weitergeleitet werden, die diese sofort verwerten. Somit entstehen keine unliebsamen Fettpölsterchen auf Hüften und Oberschenkeln. Gehören Sie allerdings zu denjenigen, die bereits „vom Hingucken" gefühlte zwei Kilo mehr auf den Hüften haben, können Sie davon ausgehen, dass Ihr Stoffwechsel langsam arbeitet.

Funktioniert Ihre Verdauung?

Wenn Sie sich über eine rege Verdauung freuen können – also mindestens einmal täglich problemlos Stuhlgang haben – können Sie davon ausgehen, dass Ihr Stoffwechsel gut und schnell arbeitet. Leiden Sie hingegen öfter an Verstopfung, ist dies ein Zeichen dafür, dass Ihr Stoffwechsel zu langsam ist.

Sind Sie stets fit und ausgeschlafen?

Funktioniert Ihr Stoffwechsel gut und schnell, fühlen Sie sich in der Regel fit und ausgeschlafen. Menschen mit einem verlangsamten Stoffwechsel klagen hingegen häufig über Müdigkeit und Erschöpfung.

Haben Sie einen gesunden Appetit?

Haben Sie oft Hunger? Essen Sie auch nicht gerade wenig? Keine Sorge, dies ist ein gutes Zeichen! Denn ein gesunder Appetit bedeutet, dass Ihr Körper die aufgenommene Nahrung rasch verwertet und demzufolge relativ bald nach Nachschub verlangt.

Ist Ihnen oft warm?

Menschen mit einem schnellen Stoffwechsel produzieren schneller als andere Menschen Energie für Ihren Körper. Wenn Ihnen also meist warm ist und Sie nicht so leicht frieren, ist das ein Anzeichen für einen gut arbeitenden Stoffwechsel. Menschen mit einem langsamen Stoffwechsel neigen hingegen leicht zum Frösteln oder Frieren.

KAPITEL 5
10 METHODEN, DEN STOFFWECHSEL IN SCHWUNG ZU BRINGEN

Beneidenswert sind die Menschen, die mehr oder weniger bedenkenlos futtern können und keinerlei Gewichtsprobleme haben. Ich gehöre leider zu den anderen – allein bei dem Gedanken an einen Teller Pasta kneift mein Hosenbund. Falls auch Sie einen eher trägen Stoffwechsel haben – es gibt eine ganze Menge Dinge, die Sie tun können, um ihn auf Trab zu bringen.

1. Ausreichend Flüssigkeit

Ausreichend Flüssigkeit, allen voran Wasser, ist

der Stoffwechsel-Booster Nr. 1. Bei mangelnder Flüssigkeitsaufnahme wird sich der Stoffwechsel verlangsamen. Trinken Sie daher täglich 2 bis 3 Liter – am besten stilles Wasser oder auch ungesüßten Kräutertee. Wenn Ihnen Wasser allein zu fad ist, können Sie es mit einem Spritzer Zitrone oder Limette aufpeppen.

2. Mehrere kleine Mahlzeiten

Mehrere kleine Mahlzeiten über den Tag verteilt sind besser als 2 oder 3 große. Warum? Auf diese Weise hat der Körper immer mit der Verdauung zu tun, ist als non-stop am Arbeiten. So wird der Stoffwechsel in Gang gehalten, und es kommt nicht zu längeren Pausen.

3. Den Tag mit einem Frühstück beginnen

Viele Menschen, besonders die sogenannten „Eulen", also diejenigen, die eher am Abend aktiv sind, am Morgen aber nur schwer in die Gänge kommen, verzichten auf das Frühstück. Oft aus

Zeitnot – weil sie morgens lieber noch eine Stunde länger im Bett bleiben anstatt sich ein gesundes Frühstück zuzubereiten, andere wiederum behaupten, am Morgen einfach noch nichts essen zu können. Das ist leider ein großer Fehler, denn das Frühstück ist die vielleicht wichtigste Mahlzeit des Tages. Nach der langen Pause während der Nacht benötigt der Körper Energie, um den Stoffwechsel in Gang zu bringen. Studien haben gezeigt, dass abnehmwillige Menschen, die den Tag mit einem Frühstück begannen, schneller und effektiver an Gewicht verloren als solche, die darauf verzichteten. Deshalb: Verzichten Sie notfalls morgens auf ein paar Minuten Schlaf, aber auf keinen Fall auf ein gesundes nährstoffreiches Frühstück!

4. Scharfes Essen

Sicher haben Sie auch schon die Erfahrung gemacht, dass nach dem Genuss eines scharfen Curry beim Inder oder Thai die Verdauung sehr gut und meist auch sehr rasch funktionierte, nicht wahr? Zutaten und Gewürze wie beispielsweise Chili, Piment, Jalapenos, Kümmel, Knoblauch oder Curry gelten als verdauungsfördernd und somit als Stoffwechsel-Booster.

5. Grüner Tee

Auch wenn bereits die Wichtigkeit von Flüssigkeit allgemein erläutert wurde, möchte ich doch noch einmal speziell auf Grünen Tee eingehen. Als Antioxidans und somit als ein Mittel, das Krebsrisiko zu senken, ist Grüner Tee ja bereits bekannt. Inzwischen gibt es Untersuchungen, die belegen, dass er auch den Stoffwechsel beschleunigt. Er fördert die Oxidation von Fett und die Thermogenese. In mehreren Studien wurde gezeigt, dass Probanden, die regelmäßig grünen Tee tranken, deutlich schneller abnehmen als solche, die keinen tranken. Wenn Sie 4 bis 5 Tassen grünen Tee täglich trinken, kurbeln Sie deutlich Ihren Stoffwechsel an und nehmen dabei so gut wie keine Kalorien auf.

6. Viel Omega 3 Fettsäuren

Auch Omega-3-Fettsäuren sind dafür bekannt, dass sie den Stoffwechsel beschleunigen. Und nicht nur das – diese Fette sorgen auch für einen ausgewogenen Blutzucker- und Cholesterinspiegel. Omega-3-Fettsäuren sind vor allem in Fisch, Meeresfrüchten, Nüssen und Olivenöl enthalten. Wenn Sie keinen Fisch mögen – essen Sie mehrmals täglich einen Snack aus Nüssen und/oder nehmen Sie Omega 3 in Kapselform zu sich.

7. Nicht um jeden Preis Kalorien einsparen

Leider hält sich die irrige Meinung hartnäckig, dass man, wenn man abnehmen will, so wenige Kalorien wie möglich zu sich nehmen sollte. Am Anfang mag das sogar noch stimmen – wenn man drastisch die Kalorienaufnahme reduziert, verliert man in den ersten Tagen und Wochen relativ schnell Gewicht. Nach einer Weile stellt der Körper jedoch in den „Hungermodus“ um, der Stoffwechsel verlangsamt sich, denn der Körper „fürchtet“ ums Überleben. Nun kann jedoch niemand bis an sein Lebensende mit einer deutlich reduzierten Kalorienanzahl leben – früher oder später isst man wieder „normal“. Und schon setzt der gefürchtete Jojo-Effekt ein – und man hat die verlorenen Pfunde schneller wieder auf den Hüften, als einem lieb ist. Vielmehr wird der Stoffwechsel beschleunigt, wenn „normal“ gegessen wird. Wichtig ist dabei jedoch, dass die Nahrung aus gesunden ausgewogenen Produkten besteht.

8. Die Aufnahme von Eiweiß erhöhen

Unser Körper verdaut bekanntlich Kohlenhydrate, Fette und Eiweiße auf unterschiedliche Weise und unterschiedlich schnell. Für die Verdauung von Proteinen braucht er deutlich länger als für die von Kohlenhydraten und Fetten. Was zur Folge hat, dass Eiweiße die Nährstoffe sind, bei denen das Sättigungsgefühl am längsten anhält. Viele Proteine bewirken ebenso, dass mehr Muskeln statt Fett aufgebaut werden. Achten Sie daher darauf, dass Ihre Mahlzeiten einen hohen Anteil an Proteinen enthalten.

9. Viel Bewegung.

Viel Bewegung tut einem gesunden Stoffwechsel ebenfalls gut. Treiben Sie dreimal pro Woche aktiv Sport – sei es im Fitnessstudio oder draußen beim Radfahren, Joggen oder Walken. Aber Bewegung ist viel mehr als dreimal pro Woche ein oder zwei Stunden Sport. Versuchen Sie, in Ihren Alltag so viel Bewegung wie möglich zu integrieren. Nehmen Sie hin und wieder die Treppe statt des Lifts. Nutzen Sie die Mittagspause für einen Spaziergang im Park statt sie sitzend in der Kantine zu verbringen. Es muss nicht immer das Auto sein – fahren Sie bei jeder Gelegenheit Fahrrad statt Auto! Wenn Sie aus irgendwelchen Gründen keinen Sport ausüben können und/oder für den Arbeitsweg auf das Auto angewiesen sind – gehen Sie wenigstens einmal pro Tag für 15 Minuten an der frischen Luft spazieren.

10. Muskelaufbau und Intervalltraining

Wenn Sie aktives Muskel- und Intervalltraining

betreiben, erhöhen Sie dauerhaft Ihren Grundumsatz – und dann kann der Stoffwechsel gar nicht anders, als sich anzupassen und schneller zu werden. Dazu kommt, dass man mit Muskelaufbautraining sehr schnell und sehr effektiv Fett verbrennt.

KAPITEL 6
25 FATBURNER-REZEPTE, DIE IHREN STOFFWECHSEL AUF HOCHTOUREN BRINGEN

Zum Abschluss dieses Buches habe ich für Sie 25 Rezepte zusammengetragen, mit denen Sie Ihren Stoffwechsel ankurbeln und ganz effektiv Fett verbrennen können.

Ideen für das Frühstück

Protein-Pancakes

Nährwerte pro Person

Kcal: 390

Kohlenhydrate:20g

Fett:22

Eiweiß: 27g

Zutaten für 1 Person

2 Eier

80 ml Mandelmilch

50 g Heidelbeeren, (ersatzweise Himbeeren, gern auch beide gemischt)

25 g Sojaflocken

30 g Kokosmehl

½ TL Backpulver

1 EL Ahornsirup

1 TL Sonnenblumen- oder Rapsöl

Zubereitung:

1. Vermengen Sie in einer Schüssel Mandelmilch, Backpulver und Kokosmehl. Schlagen Sie die Eier auf und rühren Sie diese mit den Sojaflocken unter die Masse.

2. Erhitzen Sie das Öl in einer Pfanne. Teilen Sie den vorbereiteten Teig in Portionen von etwa 2 EL, geben Sie diese in die Pfanne und verstreichen Sie sie rund. Backen Sie die Pancakes von beiden Seiten goldgelb.

3. Richten Sie die Pancakes mit Ahornsirup und Beeren an.

Melonen-Tomaten-Smoothie

Nährwerte pro Person:

Kcal: 60

Kohlenhydrate: 15g

Fett: 0g

Eiweiß: 6g

Zutaten für 1 Person

2 Tomaten

150 g Wassermelone

1 Msp. Chiliflocken

1 Stängel Koriander

1 TL Zitronensaft

2 Eiswürfel

Zubereitung:

1. Schneiden Sie die Melone in Würfel, entfernen Sie die Kerne.
2. Bringen Sie etwas Wasser zum Kochen und

ziehen Sie die Tomaten darin ab.

3. Geben Sie Tomaten und Melonen zusammen mit Chili, Zitronensaft und Eis in den Mixer und pürieren Sie die Mischung gut.

4. Genießen Sie den Smoothie eiskalt.

Krabben-Rührei

Nährwerte pro Person:

Kcal: 300

Kohlenhydrate: 8g

Fett: 20 g

Eiweiß: 22 g

Zutaten für eine Person:

2 große Eier

100 g Krabben

2 TL Rapsöl

2 EL Sahne

2 TL Schnittlauch, feingehackt

Salz und Pfeffer nach Geschmack

Zubereitung

1. Verquirlen Sie die Eier mit der Sahne, schmecken Sie mit Pfeffer und Salz ab.

2. Erhitzen Sie das Öl in einer Pfanne und braten Sie die Krabben etwa 2 bis 3 Minuten an.

3. Geben Sie die Ei-Masse hinzu und braten Sie alles, bis zur gewünschten Konsistenz des Rühreis. Geben Sie den Schnittlauch als Garnitur darüber und servieren Sie.

Power-Porridge

Nährwerte pro Person

Kcal: 390

Kohlenhydrate: 19 g

Fett: 21 g

Eiweiß: 27 g

Zutaten für 1 Person

30 g Vollkornhaferflocken

15 g Leinsamen

100 g Hüttenkäse

200 ml Mandelmilch oder Kokosmilch

1 EL gehackte Nüsse (z.B. Haselnüsse oder Walnüsse) und/oder Mandeln

½ Apfel

20 g Heidelbeeren oder Cranberries

½ TL Zimt

Zubereitung:

1. Erhitzen Sie die Milch in einem Topf und lassen Sie Haferflocken und Leinsamen darin für 2 bis 3 Minuten köcheln, bis beides aufgequollen ist. Lassen Sie die Mischung kurz abkühlen.

2. Geben Sie dann den Hüttenkäse, die Nüsse, Beeren und den Zimt dazu. Vermischen Sie alles gut.

3. Schneiden Sie den halben Apfel in kleine Würfel und geben Sie ihn über das Porridge. Nun kann serviert werden!

Fleischgerichte

Gefüllte Paprika mit Rinderhack und Chili

Hier kommt der ultimative Fatburner! Die Kombination von Ingwer und Chili bringt den Stoffwechsel in Nullkommanix auf Hochtouren.

Nährwerte pro Person:

Kcal: 470

Kohlenhydrate: 27 g

Fett: 29 g

Eiweiß: 41 g

Zutaten für 3 Personen:

3 große Paprika, rot, gelb oder grün

350 bis 400g Rinderhack

6 kleine Tomaten

80 g Schafskäse

2 Frühlingszwiebeln

100 ml Rinderbrühe

50 ml Tomatensaft

1 rote Chilischote

1 kleines Stück frischer Ingwer, etwa haselnussgroß

2 Knoblauchzehen

2 EL Olivenöl

1 TL Oregano

1 TL Rosmarin

Salz und Pfeffer nach Geschmack

Zubereitung:

1. Waschen Sie die Paprika und halbieren Sie sie. Legen Sie die halben Paprika mit der Öffnung nach oben in einer Auflaufform. Halbieren Sie die Tomaten und füllen Sie damit die Lücken in der Form.

2. Hacken Sie Knoblauch, Ingwer und Chili klein. Erhitzen Sie das Öl in einer Pfanne und braten Sie die Chili, Ingwer und Knoblauch kurz an. Geben Sie das Rinderhack hinzu und braten Sie es, bis es braun und leicht knusprig ist. Würzen Sie mit Salz

und Pfeffer.

3. Geben Sie Brühe und Tomatensaft über die Paprikahälften und verteilen Sie den Rest der Tomaten darauf. Anschließend geben Sie das gebratene Hackfleisch über die Paprikahälften und zerkrümeln den Schafskäse darauf. Würzen Sie mit den getrockneten Kräutern.

4. Backen Sie die gefüllten Paprika für etwa 20 Minuten bei 200°C. Schalten Sie danach den Ofen aus und lassen Sie den Auflauf für weitere 10 Minuten ziehen.

5. Währenddessen waschen Sie die Frühlingszwiebeln und schneiden sie in kleine Ringe. Geben Sie sie als Garnitur auf den Auflauf und servieren Sie.

Lammfilets an Mangold mit pikantem Reis

Ein herzhaftes Gericht, das durch Mangold und Pinienkerne besonders raffiniert wird.

Nährwerte pro Person:

Kcal: 680

Kohlenhydrate: 48 g

Fett: 24 g

Eiweiß: 60 g

Zutaten für 4 Personen

8 Lammfilets à etwa 80 g

250 g Mangold

250 g Reis

4 getrocknete Aprikosen

1 Granatapfel

2 EL Pinienkerne

½ TL Ingwer, gemahlen

1 TL Zitronensaft

1 TL Currypulver

2 EL Sesamöl

etwas Tabasco nach Geschmack

Salz und Pfeffer nach Geschmack

Zubereitung:

1. Kochen Sie den Reis – verwenden Sie dazu die gleiche Menge Wasser, dem Sie etwas Salz hinzugeben.

2. Waschen und putzen Sie währenddessen den Mangold und schneiden ihn in Streifen. Halbieren Sie den Granatapfel, pressen Sie eine Hälfte aus und gewinnen Sie aus der zweiten Hälfte die Kerne. Würfeln Sie die getrockneten Aprikosen.

3. Rösten Sie die Pinienkerne in einer Pfanne (ohne Fett!) an, bis sie braun und knusprig sind. Nehmen Sie sie dann heraus und stellen Sie sie beiseite.

4. Erhitzen Sie das Öl in einer Pfanne und braten Sie die Lammfilets 3 bis 4 Minuten von jeder Seite.

Geben Sie Ingwer, Knoblauch und Mangold dazu und lassen Sie alles zusammen für etwa 3 Minuten köcheln.

5. Geben Sie die Pinienkerne, Granatapfelkerne und die Aprikosen in den inzwischen fertig gekochten Reis, würzen Sie mit Salz, Pfeffer, Curry und Tabasco. Vermischen Sie alles gut.

6. Geben Sie zum Schluss den Granatapfelsaft in den Bratsud, lassen Sie alles noch einmal durchziehen. Richten Sie den Reis, die Mangoldblätter und die Filets auf einem Teller an, geben Sie den restlichen Bratsud darüber und servieren Sie.

Rinderrouladen mit orientalischer Füllung

Rindfleisch ist reich an Proteinen und arm an Fett, und das scharfe Harissa bringt den Stoffwechsel auf Hochtouren!

Nährwerte pro Person

Kcal: 450

Kohlenhydrate: 13 g

Fett: 19 g

Eiweiß: 46 g

Zutaten für 4 Personen:

4 Rinderrouladen à etwa 150g

1 große Kartoffel

2 rote Zwiebeln

8 Aprikosen

8 eingelegte Peperoni

30 g Pistazien

200 ml trockener Rotwein

5 EL Tomatenmark

1 TL Harissa

3 EL Olivenöl

Salz und Pfeffer nach Geschmack

Zubereitung

1. Salzen und pfeffern Sie die Rouladen von beiden Seiten. Verrühren Sie das Harissa mit 3 EL Tomatenmark und bestreichen Sie eine Seite der Rouladen mit der Mischung.

2. Hacken Sie die Pistazien fein, schneiden Sie die Peperoni in kleine Ringe und würfeln Sie die Aprikosen. Verteilen Sie alle diese Zutaten ebenfalls gleichmäßig auf den Rouladen. Rollen Sie diese dann fest auf und umwickeln Sie mit Küchengarn und stecken Sie sie mit Spießen fest.

3. Schneiden Sie die Zwiebeln und die Kartoffel in kleine Würfel. Erhitzen Sie das Öl in einem ofenfesten Bräter und braten Sie die Rouladen darin von allen Seiten an, bis sie eine kräftige braune Färbung angenommen haben. Nehmen

Sie die Rouladen dann heraus.

4. Braten Sie Kartoffel- und Zwiebelwürfel im Bratsud an und löschen Sie mit dem Wein und 300 ml Wasser ab. Rühren Sie den Rest des Tomatenmarks ein und schmecken Sie mit Salz und Pfeffer ab. Lassen Sie diese Mischung kurz aufkochen

5. Geben Sie die Rouladen wieder in den Bräter und lassen Sie alles zugedeckt für 1,5 Stunden bei 200°C im Backofen garen.

6. Servieren Sie – dazu passt gut Couscous oder Tabouleh.

Lamm mit Artischocken

Artischocken sind ein wahrer Gesundbrunnen. Sie senken den Cholesterinspiegel, regen die Verdauung an und schützen sogar vor Krebs.

Nährwerte pro Person:

Kcal: 645

Kohlenhydrate: 38 g

Fett: 26 g

Eiweiß: 49 g

Zutaten für 2 Personen:

4 Lamm-Medaillons (aus dem Rücken)

400 g Kartoffeln

4 kleine Artischocken

150 ml trockener Weißwein

3 Frühlingszwiebeln

2 Knoblauchzehen, gepresst.

50 g Oliven, schwarz, ohne Kerne

2 EL Olivenöl

Salz und Pfeffer nach Geschmack

Zubereitung

1. Entstielen und vierteln Sie die Artischocken. Schneiden Sie die äußeren Blätter ab.

2. Erhitzen Sie das Öl in einer Pfanne und braten Sie Artischocken und Knoblauch an. Löschen Sie mit dem Wein ab und lassen es etwa 30 Minuten garen.

3. Schneiden Sie währenddessen die Frühlingszwiebeln in Scheiben und schälen und vierteln Sie die Kartoffeln. Geben Sie beides zu den Artischocken und lassen es ca. 20 Minuten mit garen. Geben Sie 1 bis 2 Minuten vor Ende der Garzeit die Oliven dazu.

4. Braten Sie 5 bis 7 Minuten vor Ende der Garzeit der Artischocken-Kartoffel-Mischung das Fleisch an – etwa 3 bis 3 Minuten von jeder Seite. Schmecken Sie alles mit Salz und Pfeffer ab und

servieren Sie.

Rinderfilet mit Austernpilzen

Dieses Gericht ist reich an Eiweiß und L-Carnitin und kurbelt dadurch den Stoffwechsel an.

Nährwerte pro Person:

Kcal: 710
Kohlenhydrate: 51 g
Fett: 32 g
Eiweiß: 59 g

Zutaten für 4 Personen:

4 Rinderfilets (à etwa 150 g)
600 g Austernpilze
800 g Süßkartoffeln
3 Frühlingszwiebeln
150 ml Rinder- oder Hühnerbrühe
100 g Schmand oder saure Sahne

2 EL Sherry

2 EL Sesam

1 EL Sojasauce

3 EL Olivenöl

Salz und Pfeffer nach Geschmack

Zubereitung:

1. Schälen Sie die Süßkartoffeln und schneiden Sie sie in kleine Stücke. Erhitzen Sie 1 EL Öl in einem Topf und dünsten Sie die Süßkartoffeln darin für etwa 5 Minuten. Geben Sie dann ½ Liter Wasser hinzu, schmecken Sie mit Salz ab und lassen Sie die Kartoffeln etwa 15 Minuten kochen.

2. Währenddessen erhitzen Sie das restliche Öl in einer Pfanne. Salzen und pfeffern Sie die Filets und braten Sie sie kräftig von beiden Seiten an. Nehmen Sie das Fleisch heraus, umwickeln es mit Alufolie und stellen es warm.

3. Schneiden Sie die Frühlingszwiebeln in breite Streifen und braten Sie sie im Bratfett der Filets

etwa 2 Minuten an. Geben Sie dann die Austernpilze hinzu und braten beides für weitere 5 Minuten. Anschließend nehmen Sie Pilze und Zwiebeln heraus und stellen beide ebenfalls warm.

4. Geben Sie dem Bratsud Sherry, Schmand bzw. saure Sahne, Sojasauce und Brühe hinzu, verrühren Sie alles und lassen es kurz aufkochen.

5. Richten Sie die Rinderfilets mit den Austernpilzen und den Süßkartoffeln auf Tellern an, geben Sie die Sauce darüber und servieren Sie mit dem Sesam garniert.

Putenbrust mit Gemüse aus dem Wok

Nährwerte pro Person

Kcal: 350

Kohlenhydrate: 21 g

Fett: 13 g

Eiweiß: 33 g

Zutaten für 2 Personen

200g Putenbrust

3 Karotten

1 Zucchini

200 g Bambussprossen

4 Frühlingszwiebeln

6 Trockenpflaumen

1 TL Ingwer, gerieben

2 EL Sojasauce

1 TL Sesamöl

1 TL Sesam

1 Chilischote

1 Knoblauchzehe

Zubereitung

1. Schneiden Sie die Putenbrust in Würfel. Erhitzen Sie das Öl in einem Wok und braten Sie die Fleischwürfel darin kräftig an. Nehmen Sie sie dann heraus.

2. Hacken Sie Knoblauch und Chili klein und braten Sie beides zusammen mit dem Ingwer im Bratfett kurz an. Schneiden Sie die Karotten in Scheiben und geben Sie sie hinzu. Dünsten Sie alles auf kleiner Flamme für 5 Minuten.

3. Geben Sie dann die in Ringe geschnittenen Zwiebeln sowie die in Scheiben geschnittenen Zucchini hinzu. Garen Sie alles zusammen für weitere 3 Minuten. Geben Sie dann die Sojasauce und etwa 100 ml Wasser hinzu. Lassen Sie die Gemüse-Mischung für 5 Minuten garen.

4. Geben Sie die Pflaumen hinzu und dünsten Sie nochmals 5 Minuten. Zum Schluss geben Sie das

Fleisch wieder in die Pfanne, lassen es in der Mischung wieder warm werden und servieren mit dem Sesam garniert.

5. Reichen Sie dazu Basmati-Reis oder asiatische Glasnudeln.

Steak mit Roten Beten

Dieses Gericht ist eine Eiweiß-und Vitaminbombe. In Roten Beten sind jede Menge Vitamine enthalten, z.B. Folsäure und Betanin.

Nährwerte pro Person

Kcal: 430

Kohlenhydrate: 14 g

Fett: 12 g

Eiweiß: 45 g

Zutaten für 2 Personen:

2 Steaks vom Rind à etwa 150 g (z.B. Filet oder aus der Hüfte)

300 g Rote Bete

400 g Kartoffeln

1 saurer Apfel

2 große Gewürzgurken oder 4 bis 5 kleine

1 Frühlingszwiebel

150 g Naturjoghurt

1 ½ EL Apfelessig

1 EL Rapsöl

½ TL frisch gemahlener schwarzer Pfeffer

Salz nach Geschmack

Zubereitung:

1. Waschen Sie die Roten Bete und lassen Sie sie mit Strunk und Wurzel – für 45 bis 60 Minuten in Salzwasser garen. Nachdem sie abgekühlt sind, schälen Sie sie und schneiden sie in Würfel.

2. Waschen, vierteln und entkernen Sie den Apfel, schneiden Sie die Frühlingszwiebel in kleine Scheiben, ebenso die Gewürzgurken. Geben Sie die Roten Bete mit den Apfelstücken und den Zwiebel- und Gurkenscheiben in eine Schüssel.

3. Vermengen Sie den Joghurt mit Essig, Pfeffer und Salz. Geben Sie die Mischung ebenfalls in die Schüssel und vermischen Sie alles gut.

4. Waschen Sie die Kartoffeln und lassen Sie sie 20

min – ungeschält – in Salzwasser kochen.

5. Nach etwa der Hälfte der Kochzeit der Kartoffeln erhitzen Sie das Rapsöl in einer Pfanne, salzen die Steaks und braten sie etwa 2 bis 3 Minuten von jeder Seite scharf an.

6. Bestreuen Sie die Steaks mit dem Pfeffer, gießen Sie die Pellkartoffeln ab und servieren Sie beides mit dem Rote-Bete-Salat.

Fisch und Meeresfrüchte

Fisch ist ein toller Protein-Lieferant und leichter verdaulich als Fleisch.

Wildlachs „Maharadscha"

Lachs enthält viele Proteine, die die Fettverbrennung ankurbeln. Mit diesem Gericht purzeln die Pfunde garantiert!

Nährwerte pro Person

Kcal: 360
Kohlenhydrate: 16 g
Fett: 12 g
Eiweiß: 44 g

Zutaten für 1 Person:

150 g Wildlachs
100 g junger Spinat
50 g Kichererbsen (aus der Dose)

100 ml Gemüsebrühe

1 TL Kreuzkünnel

1 TL Tandooripaste

5g Ingwer (gerieben)

3 Stängel frische Minze, feingehackt

1 Knoblauchzehe

1 TL Zitronensaft

1 TL Rotweinessig

20 g Granatapfelkerne

1 TL Sesamöl

Salz und Pfeffer nach Geschmack

Zubereitung

1. Heizen Sie den Backofen auf 100°C vor. Verrühren Sie 1 EL der Gemüsebrühe mit der Tandooripaste und reiben Sie den Lachs damit ein.

2. Umwickeln Sie den Fisch mit Alufolie und lassen Sie ihn 15 Minuten im Ofen garen. Pürieren Sie währenddessen die Kichererbsen mit Knoblauch, Zitronensaft, Ingwer, Kümmel und dem Rest der

Brühe. Schmecken Sie mit Salz und Pfeffer ab.

3. Mischen sie die Spinatblätter mit Essig. Öl, Minze und Granatapfelkernen.

4. Servieren Sie den Lachs mit der Kichererbsen Creme und dem Spinatsalat.

Zander auf Zucchini-Zwiebel-Gemüse

Nährwerte pro Person

Kcal: 310

Kohlenhydrate: 12 g

Fett: 9 g

Eiweiß: 34 g

Zutaten für 4 Personen

4 Zanderfilets (à 150 bis 200g)

800 g Zucchini

200 g Kirschtomaten

1 große Zwiebel

2 Orangen

150 ml trockener Weißwein

4 Stängel Estragon

Salz und Pfeffer nach Geschmack

Zubereitung

1. Heizen sie den Backofen auf 200°C vor. Waschen

Sie die Zucchini und schneiden Sie sie in etwa 1,5 cm dicke Scheiben. Schälen Sie die Zwiebel, halbieren Sie sie und schneiden Sie jede Hälfte in nicht allzu feine Ringe. Waschen und halbieren Sie die Kirschtomaten und hacken Sie den Estragon klein.

2. Legen Sie ein Backblech mit Backpapier aus. Geben Sie das vorbereitete Gemüse darauf, würzen Sie mit Salz und Pfeffer. Streuen Sie den Estragon darüber. Legen Sie die gesalzenen Lachsfilets darüber. Nun gießen Sie den Wein darüber.

3. Schneiden Sie die Orangen mit der Schale in dünne Scheiben. Geben Sie diese über den Fisch.

4. Backen Sie Fisch und Gemüse für etwa 20 Minuten, dann kann serviert werden. Dazu passt Vollkornreis oder Kartoffelpüree.

Garnelen-Curry

Nährwerte pro Person

Kcal: 215

Kohlenhydrate: 11 g

Fett: 7 g

Eiweiß: 26 g

Zutaten für 2 Personen

200 g Garnelen

1 Paprika, rot

½ Zucchini

1 Frühlingszwiebel

200 ml Kokosmilch

½ Limette

2 Stängel Koriander, feingehackt

1 Msp. Ingwer, gerieben

1 Knoblauchzehe, feingehackt

1 EL rote Currypaste

1 EL Sojasauce

1 TL Honig

2 TL Sojaöl

Salz und Pfeffer nach Geschmack

Zubereitung

1. Waschen Sie die Garnelen, schneiden Sie die Frühlingszwiebel in Streifen, die Paprika und die Zucchini in Stücke.

2. Erhitzen Sie das Öl in einer Pfanne und braten Sie die Garnelen etwa drei Minuten darin an. Nehmen Sie sie dann heraus und stellen Sie sie beiseite.

3. Braten Sie Knoblauch und Ingwer im Bratfett kurz an, geben Sie dann das Gemüse, den Saft der Limette, die Currypaste und die Kokosmilch hinzu. Lassen Sie alles etwa 10 Minuten garen.

4. Geben Sie die Garnelen, den Honig, den Saft der halben Limette und die Sojasauce hinzu, schmecken Sie nach Bedarf mit Salz und Pfeffer ab. Streuen Sie den Koriander über das Gericht

und servieren Sie.

Rotbarsch-Pfanne

Nährwert pro Person

Kcal: 480

Kohlenhydrate: 42 g

Fett: 14 g

Eiweiß: 41 g

Zutaten für 2 Personen

300 g Rotbarschfilet

100 g Reis

100 g Porree

1 Zucchini

1 Paprika, rot

50 g Champignons

etwas frischen Meerrettich (ca 2 cm)

1 Knoblauchzehe, gepresst

1 EL Sojasauce

1 EL Zitronensaft

2 EL Rapsöl

Salz und Pfeffer nach Geschmack

Zubereitung

1. Kochen Sie den Reis nach Anleitung. Waschen Sie den Fisch und schneiden Sie ihn in mundgerechte Stücke.

2. Reiben Sie den Meerrettich und schneiden Sie Gemüse und Pilze ebenfalls in mundgerechte Stücke.

3. Erhitzen Sie das Öl in einer Pfanne und braten Sie Meerrettich und Knoblauch etwa 2 Minuten darin an. Geben Sie dann den Fisch dazu, braten Sie diesen rundherum an. Nehmen Sie den Rotbarsch danach heraus und stellen Sie ihn beiseite.

4. Geben Sie das Gemüse und die Pilze in das Bratfett und garen Sie alles für etwa 7 Minuten. Wenn der Reis fertig ist, heben Sie ihn gemeinsam

mit dem Fisch unter, verrühren Sie alles und lassen es weitere 5 Minuten schmoren.

5. Würzen Sie anschließend mit Zitronensaft, Sojasauce, Salz und Pfeffer. Dann kann serviert werden.

Kabeljau im Speckmantel

Nährwerte pro Person

Kcal: 470

Kohlenhydrate:3g

Fett: 36 g

Eiweiß: 39 g

Zutaten für 4 Personen

600 g Kabeljaufilet

1 Kopf Brokkoli

8 bis 12 Scheiben Frühstücksspeck

4 Stängel Rosmarin, feingehackt

2 EL Butter

3 EL Rapsöl

Salz und Pfeffer nach Geschmack

Zubereitung:

1. Bereiten Sie aus Öl, Salz, Pfeffer und gehacktem Rosmarin eine Marinade zu. Legen Sie die

Kabeljaufilets etwa 30 Minuten darin ein.

2. Umwickeln Sie den Fisch mit jeweils 2 bis 3 Speckscheiben – je nach Größe - und legen sie ihn auf ein mit Backpapier ausgelegtes Backblech.

3. Garen Sie den Fisch bei 200°C für 10 bis 16 Minuten.

4. Putzen sie währenddessen den Brokkoli und zerteilen ihn in Röschen. Erhitzen Sie Salzwasser in einem Topf und garen Sie die Brokkoli-Röschen darin für etwa 6 bis 7 Minuten. Gießen Sie den Brokkoli ab und schwenken Sie ihn anschließend in der Butter.

5. Nehmen Sie den Fisch aus dem Ofen, schmecken Sie nach Bedarf Kabeljau und Gemüse mit Pfeffer und Salz ab und servieren Sie.

Fischfrikadellen mit Meerrettich und Joghurt-Gurken-Dip

Nährwerte pro Person

Kcal: 380
Kohlenhydrate: 12 g
Fett: 21 g
Eiweiß: 29 g

Zutaten für 2 Personen

300 g Schellfischfilet
300 g grüne Bohnen (TK)
2 EL Semmelbrösel
1 Ei
1 EL Meerrettich (aus dem Glas)
1 kleine Salatgurke
100 g griechischer Joghurt
1 EL Kefir
1 Stängel frische Petersilie, feingehackt
2 Knoblauchzehen, gepresst
½ rote Zwiebel

½ Zitrone

2 EL Rapsöl

Salz und Pfeffer nach Geschmack

Zubereitung

1. Erhitzen Sie Salzwasser in einem kleinen Topf und garen Sie die Bohnen darin für etwa 10 Minuten.

2. Hacken Sie den Fisch fein und vermengen Sie die kleinen Stücke mit den Semmelbröseln, dem Ei, dem Knoblauch und dem Meerrettich. Würzen Sie kräftig mit Pfeffer und Salz.

3. Für den Dip: Schälen und halbieren Sie die Gurke, entfernen Sie die Kerne und hacken Sie den Rest klein. Schälen Sie die Zwiebel und hacken Sie sie ebenfalls in sehr feine Stücke. Verrühren Sie die Zwiebel- und Gurkenstückchen mit dem Joghurt und dem Kefir. Geben Sie den Rest der Petersilie dazu, vermengen Sie alles gut und schmecken Sie mit Pfeffer und Salz und

einem Spritzer Zitronensaft ab.

4. Formen Sie aus der Fischmasse vier gleich große Frikadellen. Erhitzen Sie das Öl in einer Pfanne und braten Sie die Frikadellen goldbraun. Servieren Sie mit den Bohnen und dem Dip.

Dieses Gericht ist so vollkommen sättigend – wenn Sie möchten, können Sie aber noch Kartoffelpüree dazu reichen.

Vegetarisch, Vegan und Salate

Veganer Kichererbsen Eintopf mit Ajwar

Dieser leckere vegane Eintopf wird Ihren Stoffwechsel ordentlich auf Trab bringen. Aber Vorsicht: Sehr scharf!

Nährwerte pro Person

Kcal: 255

Kohlenhydrate: 28 g

Fett: 9 g

Eiweiß: 12 g

Zutaten für 4 Personen

1 Dose Kichererbsen (400 g)

7 bis 8 Kartoffeln

300 g Pimientos de Padrón (kleine grüne Chilischoten – auch als „Bratpaprika“ bekannt)

1 Staude Chicorée

6 EL Ajwar, mild (aus dem Glas)

4 EL Cashewkerne

2 EL gemischte Kräuter nach Wahl (z.B. Koriander, Petersilie, Kerbel, Thymian, Estragon, Dill)

2 EL Olivenöl

Salz und Pfeffer nach Geschmack

Zubereitung

1. Waschen Sie die Pimientos und entfernen Sie die Stiele. Schälen Sie die Kartoffeln und schneiden Sie sie in kleine Würfel.

2. Erhitzen Sie in einem großen Topf das Olivenöl und braten Sie die Pimientos von allen Seiten kräftig an. Geben Sie nach 3 bis 4 Minuten die Kartoffelwürfel hinzu und braten Sie sie etwa 5 Minuten mit.

3. Löschen Sie mit ½ l Wasser ab und rühren Sie die Ajwar-Paste unter. Heben Sie die Kichererbsen unter, schmecken Sie mit Salz und Pfeffer ab und lassen sie alles zugedeckt etwa 20 Minuten garen.

4. Heben Sie dann die Cashewkerne unter. Schneiden Sie den Chicorée in sehr feine Ringe. Richten Sie den Eintopf auf Tellern an, verteilen Sie Chicorée und Kräuter darauf.

Gemüse-Curry in Erdnuss-Sauce

Dieses Gericht besticht nicht nur durch die exotischen Aromen, sondern auch durch Power-Gemüse wie Süßkartoffeln, Rosenkohl oder Okraschoten, die den Stoffwechsel auf Hochtouren bringen.

Nährwerte pro Person

Kcal: 250
Kohlenhydrate: 19 g
Fett: 14 g
Eiweiß: 11 g

Zutaten für 4 Personen

1 große Süßkartoffel
1 Zucchini
8 Okraschoten
250 g Rosenkohl
8 kleine Maiskolben (Asialaden oder auch aus dem Glas)

1 reife Banane

1 Zwiebel

300 ml Gemüsebrühe

3 TL rote Currypaste

½ TL Chiliflocken

½ TL Koriander, gemahlen

3 TL Erdnusscreme

4 EL ungesalzene Erdnüsse

300 ml Kokosmilch

2 EL Sojaöl

Salz und Pfeffer nach Geschmack

Zubereitung:

1. Schälen Sie die Süßkartoffel und die Zwiebel und schneiden Sie beide in Würfel.

2. Erhitzen Sie in einem großen Topf das Öl, geben Sie Süßkartoffel und Zwiebel hinein und schwitzen Sie die Mischung an. Löschen Sie mit der Brühe ab, lassen Sie alles aufkochen und anschließend zugedeckt bei mittlerer Hitze etwa 10 Minuten garen.

3. Währenddessen putzen Sie den Rosenkohl, entstielen die Okraschoten und schneiden die Zucchini in Würfel.

4. Geben Sie nach der Garzeit Curry, Koriander und Chili in die Süßkartoffelmischung und rühren Sie die Erdnusscreme unter. Geben Sie das Gemüse hinzu und garen Sie alles etwa 30 Minuten.

5. Nun geben Sie noch die Kokosmilch und die in Scheiben geschnittene Banane hinzu und lassen alles weitere 10 Minuten schmoren.

6. Schmecken Sie mit Salz und Pfeffer ab, streuen Sie die Erdnüsse über das Curry und servieren Sie.

Tagliatelle mit Spargel

Spargel regt die Verdauung an und ist ein echter Fatburner!

Nährwerte pro Person

Kcal: 550
Kohlenhydrate: 72 g
Fett: 13 g
Eiweiß: 31 g

Zutaten für 2 Personen

180g Tagliatelle
500 g weißer Spargel
100 g Zuckerschoten
150 g Brunnenkresse
50 g Pinienkerne
1 Limette
Salz und Pfeffer nach Geschmack

Zubereitung

1. Schälen sie den Spargel und schneiden sie ihn in 2 bis 3 cm lange Stücke. Erhitzen Sie Wasser, geben sie etwas Salz und den Saft der Limette dazu. Dünsten Sie den Spargel etwa 10 Minuten.

2. Geben Sie nach 6 bis 7 Minuten die Zuckerschoten dazu und dünsten Sie sie mit.

3. Erhitzen Sie zeitgleich in einem anderen Topf Wasser und garen Sie darin die Tagliatelle für etwa 10 bis 12 Minuten.

4. Nehmen sie den Spargel und die Schoten heraus, entnehmen sie etwa 100 ml Spargelfond und pürieren sie diesen mit den Pinienkernen und der Brunnenkresse.

5. Lassen Sie die Nudeln abtropfen und servieren Sie mit dem Spargel und dem Pinien-Kresse-Pesto.

Rote Linsen mit Ingwer

Hier ist es der hohe Zinkgehalt in den Linsen, der für die Anregung des Stoffwechsels verantwortlich ist.

Nährwerte pro Person:

Kcal: 140

Kohlenhydrate: 9 g

Fett: 7 g

Eiweiß: 10 g

Zutaten für 2 Personen

100 g rote Linsen

1 große Zucchini

1 Frühlingszwiebel

100 ml Gemüsebrühe

1 Bund Rucola

1Msp. Ingwer, gemahlen

1 Msp. Koriander, gemahlen

1 EL Olivenöl

½ Zitrone

Salz und Pfeffer nach Geschmack

Zubereitung

1. Erhitzen Sie die Gemüsebrühe und garen Sie die Linsen darin etwa 10 Minuten. Schneiden sie währenddessen die Zucchini in schmale Scheiben und die Frühlingszwiebel in Streifen. Zupfen Sie die Rucola in mundgerechte Stücke.

2. Erhitzen sie das Olivenöl und braten Sie Zucchini, Ingwer und Frühlingszwiebel darin etwa drei Minuten an. Geben sie den Saft der halben Zitrone, Koriander, Salz und Pfeffer hinzu.

3. Geben Sie zum Schluss die Linsen und die Rucola hinzu. Vermengen Sie alles gut, richten Sie an und servieren Sie.

Spargelsalat mit Erdbeeren, Walnüssen und Parmesan

Nährwerte pro Person

Kcal: 320

Kohlenhydrate: 18 g

Fett: 27 g

Eiweiß: 21 g

Zutaten für 4 Personen

500 g grüner Spargel

500 g Erdbeeren

1 Avocado

2 Bund Rucola

1 Stängel Basilikum

150 g Parmesan, grob gehobelt

50 g Walnüsse

2 EL Ahornsirup

2 EL Haselnussöl

1 Orange

½ Zitrone

½ TL Dijonsenf

Salz und Pfeffer nach Geschmack

Zubereitung

1. Halbieren sie die Erdbeeren, heben sie das Avocado Fleisch aus der Schale und schneiden sie dies in kleine Würfel.

2. Schälen sie die Orange und schneiden Sie eine Hälfte davon in Filets. Vermengen sie die gerösteten Walnüsse, Erdbeeren, Orangenfilets und Avocado in einer Schüssel.

3. Entfernen sie das untere holzige Ende der Spargelstangen. Erhitzen Sie 1 EL Öl in einer Pfanne und braten Sie den Spargel darin an, bis er knusprig und weich, aber noch bissfest ist. Löschen Sie mit dem Saft der anderen Orangenhälfte ab.

4. Bereiten Sie aus Zitrone, dem Rest Öl, dem Senf, Ahornsirup, Salz und Pfeffer das Dressing zu. Putzen sie den Rucola, hacken Sie das Basilikum

klein.

5. Richten Sie Rucola und Basilikum auf einem Teller an, geben Sie Spargel, Erdnüsse, Avocado und Orangenfilets darüber. Heben sie das Dressing unter.

6. Rösten Sie die Walnüsse in einer beschichteten Pfanne – ohne Fett – an. Geben Sie die gerösteten Walnüsse und den gehobelten Parmesan auf den Salat.

Sommersalat mit Karotten, Papaya und Chili

Dieser leichte Salat wird durch viel Folsäure, Zink und Vitamin C zu einem wahren Fatburner!

Nährwerte pro Person

Kcal: 250

Kohlenhydrate: 16 g

Fett: 18 g

Eiweiß: 7 g

Zutaten für 2 Personen

1 Kopfsalat

2 bis 3 Karotten, je nach Größe

1 Papaya

2 TL Pinienkernen

½ Bund Rucola

1 rote Chilischote, feingehackt

1 Knoblauchzehe, gepresst

2 TL Honig

2 EL Olivenöl

1 Limette

Salz und Pfeffer nach Geschmack

Zubereitung

1. Waschen sie Salat und Rucola und zupfen Sie beides in Blätter bzw. mundgerechte Stücke. Schneiden Sie die Karotten in schmale Stifte.
2. Rösten Sie die Pinienkerne in einer Pfanne ohne Fett an.

3. Erhitzen Sie in einer weiteren Pfanne 1 EL Öl, braten Sie darin Chili, Knoblauch und Karottenstifte darin an. Schneiden Sie die Limette in 2 Hälften, löschen Sie mit dem Saft der einen Hälfte ab. Geben Sie Honig, Salz und Pfeffer dazu und lassen Sie die Mischung 1 bis 2 Minuten durchziehen (nicht kochen!)

4. Nehmen Sie die Karottenstifte heraus, richten Sie sie mit dem Salat und dem gewürfelten Fleisch der Papaya auf einem Teller an.

5. Geben Sie den übrigen Limettensaft und das übrige Öl in den Bratsud. Lassen sie es eine Minute durchziehen und geben Sie die Mischung über den Salat. Dann kann serviert werden.

Melonen-Salat mit Lachs

Eine wahre Eiweißbombe!

Nährwerte pro Person:

Kcal: 339

Kohlenhydrate: 8 g

Fett: 24 g

Eiweiß: 38 g

Zutaten für 2 Personen:

200 g Lachsfilet

1 Honigmelone

1 Paprika, rot

½ grüne Gurke

6 Kirschtomaten

100 g Salat nach Wahl, z.B. Lollo Bianco, Eisbergsalat, Kopfsalat (oder auch eine Mischung)

1 Knoblauchzehe

1 EL Olivenöl

2 EL Zitronensaft

Salz und Pfeffer nach Geschmack

Zubereitung:

1. Schneiden Sie den Lachs in Würfel und braten Sie diese zusammen mit dem Knoblauch im erhitzten Öl an. Würzen sie mit Pfeffer und Salz.

2. Schälen Sie die Melone und schneiden Sie sie in kleine Würfel. Putzen sie den Salat, schneiden Sie die Gurke und die Paprika in Scheiben, die Tomaten in Hälften.

3. Geben Sie Salat, Paprika, Gurke, Tomaten und Melone in eine Schüssel. Geben sie den gebratenen Lachs mit dem Bratfett darüber. Träufeln Sie den Zitronensaft darüber – fertig!

Lollo Bianco mit Gorgonzola, Birnen, Ananas und Walnüssen

Durch die Nüsse und die Ananas der ultimative Fatburner!

Nährwerte pro Person

Kcal: 395
Kohlenhydrate: 37 g
Fett: 28 g
Eiweiß: 16 g

Zutaten für 2 Personen

1 Kopf Lollo Bianco
2 reife Birnen
50 g Gorgonzola
½ Baby-Ananas
2 EL Walnüsse
4 Kirschtomaten
2 Frühlingszwiebeln
1 EL Apfelessig

1 EL Apfelsaft

1 TL Honig

1 Msp. Dijonsenf

1 EL Olivenöl

Salz und Pfeffer zum Abschmecken

Zubereitung

1. Bereiten Sie aus Öl, Apfelsaft, Apfelessig, Senf, Honig, Pfeffer und Salz das Dressing zu.

2. Putzen sie den Lollo Bianco und zerteilen sie ihn in Blätter. Waschen sie die Birne und achteln Sie sie. Schälen sie die Ananas und schneiden das Fleisch in kleine Würfel.

3. Hacken Sie die Walnüsse, schneiden sie die Frühlingszwiebeln in Scheiben. Halbieren Sie die Kirschtomaten.

4. Richten Sie alle vorbereiteten Zutaten auf Tellern an, geben sie das Dressing darüber. Zerbröseln sie abschließend den Gorgonzola darüber und

servieren Sie.

KAPITEL 7
SCHLUSSWORT

Ein nicht zu unterschätzender Faktor für Gesundheit, Wohlbefinden und Wunschgewicht ist der Stoffwechsel. Wenn dieser gut und zügig funktioniert, haben lästige Pölsterchen keine Chance, wir fühlen uns fit und gesund, und das Risiko von etlichen Krankheiten ist deutlich reduziert.

Nicht jeder hat von Natur aus einen schnellen Stoffwechsel – eine Rolle spielen hierbei nicht nur die genetische Disposition, sondern auch Lebensgewohnheiten und Essverhalten.

Aber jeder hat es in der Hand, seinen Stoffwechsel

anzukurbeln. Dieses Buch hat die wesentlichen Dinge dazu erklärt. Nun liegt es an Ihnen, diese umzusetzen! Ich wünsche Ihnen dabei gutes Gelingen und vor allem Guten Appetit!

Ihr Tom Wiest

RECHTLICHES UND IMPRESSUM

Die Inhalte dieses Buches wurden anhand von anerkannten Quellen recherchiert und mit hoher Sorgfalt geprüft. Der Autor übernimmt dennoch keinerlei Gewähr für die Aktualität, Richtigkeit und Vollständigkeit der bereitgestellten Informationen. Haftungsansprüche gegen den Autor, welche sich auf Schäden gesundheitlicher, materieller oder ideeller Art beziehen, die durch die Nutzung oder Nichtnutzung der dargebotenen Informationen bzw. durch die Nutzung fehlerhafter und unvollständiger Informationen verursacht wurden, sind grundsätzlich ausgeschlossen, sofern seitens des Autors kein nachweislich vorsätzliches oder grob fahrlässiges Verschulden vorliegt. Dieses Buch ist kein Ersatz für medizinische und professionelle Beratung und Betreuung.

Dieses Buch verweist auf Inhalte Dritter. Der Autor erklärt hiermit ausdrücklich, dass zum Zeitpunkt der Linksetzung keine illegalen Inhalte auf den zu verlinkenden Seiten erkennbar waren. Auf die verlinkten Inhalte hat der Autor keinen Einfluss. Deshalb distanziert der Autor sich hiermit ausdrücklich von allen Inhalten aller verlinkten Seiten, die nach der Linksetzung verändert wurden. Für illegale, fehlerhafte oder unvollständige Inhalte und insbesondere für Schäden, die aus der Nutzung oder Nichtnutzung solcherart dargebotener Informationen entstehen, haftet allein der Anbieter der Seite, auf welche verwiesen wurde, nicht aber der Autor dieses Buches.

Bilder : Depositphotos

Evrim Dagdelen
Finkenweg 27
64695 Darmstadt

E-Mail: MediaBooksED@gmx.de

36661216R00056

Printed in Poland
by Amazon Fulfillment
Poland Sp. z o.o., Wrocław